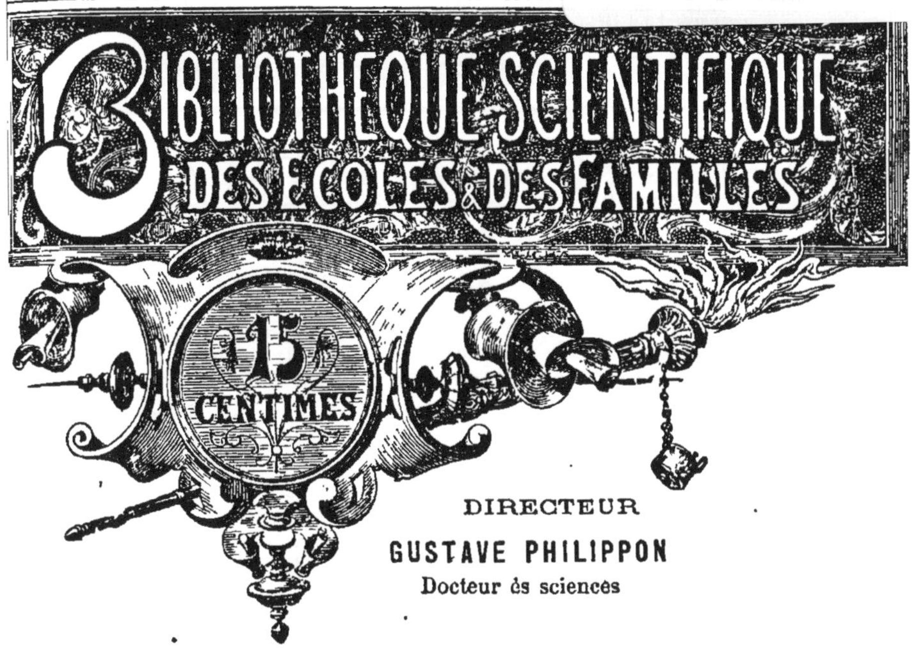

DIRECTEUR
GUSTAVE PHILIPPON
Docteur ès sciences

LA Mécanique du Cœur

PAR

CH. CONTEJEAN

DOCTEUR ÈS SCIENCES, LAURÉAT DE L'INSTITUT, MEMBRE DE LA SOCIÉTÉ DE BIOLOGIE, ATTACHÉ AU LABORATOIRE DE PATHOLOGIE COMPARÉE DU MUSÉUM

HENRI GAUTIER, éditeur, 55 Quai des Gds Augustins. PARIS

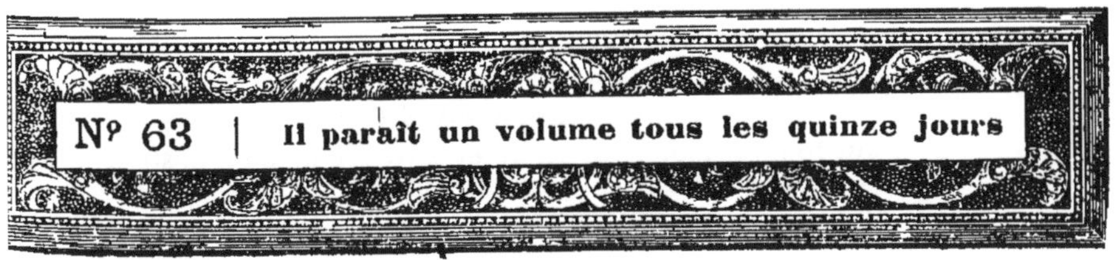

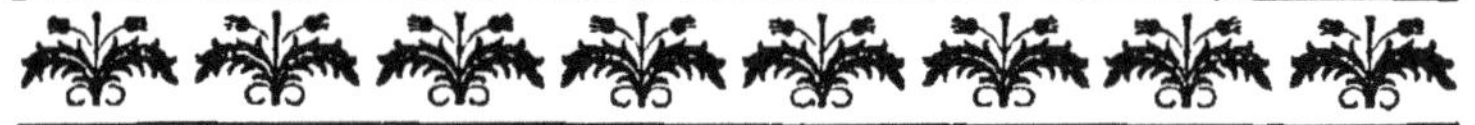

LA MÉCANIQUE DU CŒUR

PAR CH. CONTEJEAN

Docteur ès-sciences, Membre de la Société de Biologie,
Lauréat de l'Institut.
Attaché au Laboratoire de Pathologie comparée du Muséum.

Cet opuscule est consacré à l'exposé succinct de l'état actuel de nos connaissances sur la mécanique fonctionnelle du cœur normal, c'est-à-dire exempt de tout vice de conformation et de toute maladie. Mais, tout d'abord, quelques lignes doivent être consacrées à mettre le lecteur au courant des méthodes d'investigation auxquelles nous sommes redevables de notre savoir sur le jeu du cœur. Ce préambule nous permettra de n'avancer aucun fait sans en donner la démonstration immédiate.

Autrefois, le physiologiste était réduit à observer les phénomènes qu'il étudiait avec les seuls organes de ses sens. On conçoit que les progrès scientifiques devaient être lents avec une méthode d'étude aussi grossière. Aussi pouvons-nous dire que, depuis l'immortelle découverte due à Harvey (1619) de la circulation du sang, jusqu'à une époque très proche de nous, une quarantaine d'années environ, nos connaissances sur le fonctionnement du cœur étaient pour ainsi dire restées stationnaires.

Aujourd'hui, dans les sciences expérimentales, le chercheur substitue autant que possible à ses organes des sens imparfaits et grossiers, des appareils beaucoup plus délicats, plus sensibles, et qui le renseignent infiniment mieux.

Une fois qu'il a préparé son expérience, et qu'il l'a mise en train, on peut presque dire qu'elle s'exécute sans lui, et qu'il n'intervient plus que pour recueillir les documents à interpréter. Cette manière de faire idéale est presque réalisée par la MÉTHODE GRAPHIQUE.

La méthode graphique a été mise en usage pour la première fois par le général Morin en étudiant les lois de la chute des corps. C'est en 1847 qu'elle a été introduite en physiologie par Carl Ludwig, l'illustre professeur de Leipzig, enlevé à la science en 1895 à la fin d'une glorieuse carrière. Il imagina d'enregistrer, sur un cylindre tournant autour d'un axe vertical et recouvert de papier enfumé, les oscillations de la pression dans les artères à l'aide d'un manomètre à mercure en forme d'U, branché sur un de ces vaisseaux et muni d'un flotteur portant le style inscripteur. Cet appareil, le *kymographion*, était l'enfance de l'art; mais la méthode a progressé, et actuellement Chauveau et Marey l'ont portée à un si haut degré de perfection qu'il n'est guère de mouvement, si compliqué et si rapide qu'il soit, que nous ne puissions enregistrer d'une manière irréprochable.

A côté de la ligne blanche tracée sur le papier enfumé par le phénomène étudié, on peut, sur une autre ligne, inscrire simultanément les battements d'une horloge à secondes, où les vibrations d'un diapason donnent le 10e, le 100e ou le 1000e de seconde. On arrive même à apprécier la durée de certains phénomènes à un 20.000e de seconde près. On voit que la méthode *chronostylographique*, comme la nomme Chauveau, est devenue un puissant moyen d'investigation. Grâce à elle, nous allons pouvoir étudier les différentes phases d'une révolution cardiaque et mesurer leurs durées respectives avec une facilité étonnante et une sécurité absolue.

Les cylindres enregistreurs sont mus par un mouvement d'horlogerie lorsqu'ils sont de petites dimensions. Les grands cylindres, ceux par exemple du laboratoire de Chauveau, sont actionnés par un moteur à gaz ou un moteur hydraulique. Un système d'engrenages et de poulies permet de faire varier la vitesse de rotation depuis vingt mètres par seconde jusqu'à la plus grande lenteur. Le noircissage du papier s'effectue aisément à l'aide de brûleurs spéciaux avec du gaz d'éclairage, préalablement saturé de vapeur de benzine. Les tracés sont fixés définitivement avec une solution de gomme laque dans l'alcool.

Les styles inscripteurs doivent être aussi légers que possible, afin que les plus petites impulsions leur communi-

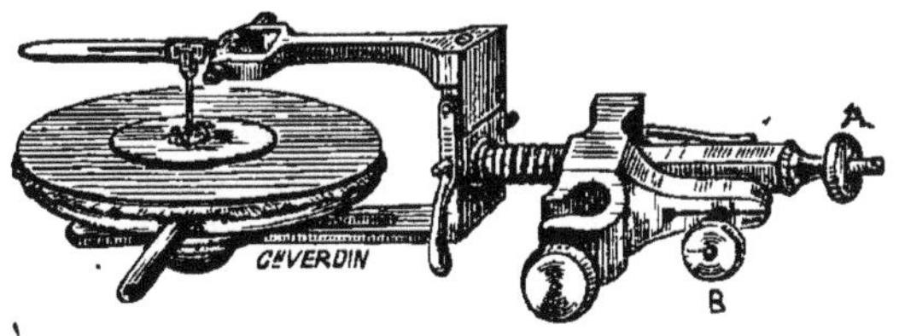

Fig. 1. — Tambour de Marey.

quent un mouvement et pour que leur inertie soit réduite au minimum (1).

Ce style peut être actionné directement par l'organe qui est le sujet d'étude. Un muscle de grenouille, par exemple, extrait du corps de l'animal, fixé à une de ses extrémités, tire par l'autre sur un petit levier, dont la pointe libre inscrit sur le cylindre enfumé. Ce procédé d'inscription directe est rarement usité. Il est souvent impossible, d'ailleurs, d'y avoir recours et généralement il est incommode; car il oblige de rapprocher l'appareil enregistreur et l'objet d'étude, ce qui ne peut se faire que lorsque l'un des deux au moins est facilement maniable et de petites dimensions.

On préfère, dans la plupart des cas, recourir à l'inscription médiate et transmettre les mouvements à dis-

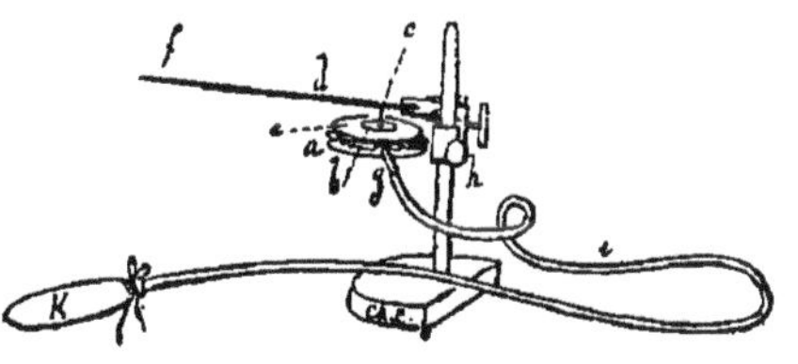

Fig. 1 *bis* Schéma du *Tambour de Marey*.

1. Il faut, effectivement, pour que les tracés soient fidèles, que la force vive $\left(\frac{1}{2} mv^2\right)$ communiquée à ces styles dans un déplacement quelconque soit aussi faible que possible. Or v (vitesse de déplacement du style) peut être très grand, il dépend du phénomène que l'on étudie, nous ne sommes pas maîtres de cette dimension; m (poids du style) dépend au contraire du constructeur de l'appareil; on le réduira au minimum.

tance. Cette transmission peut se faire jusqu'à 20 mètres et même plus à l'aide des tambours de Marey.

Le *Tambour de Marey* (fig. 1 et 1 *bis*) se compose essentiellement d'un petite cuvette métallique *a*, fermée à sa partie supérieure par une lame de caoutchouc *e* tendue à l'aide d'un fil sur une gorge que porte le pourtour de la cuvette. Le tambour est constitué par cette cavité close communiquant avec l'extérieur par une tubulure latérale *g*. Fixons un tube de caoutchouc *i* à cette tubulure et relions avec ce tube le tambour à l'appareil explorateur qui sera, par exemple, une sonde terminée par une ampoule de caoutchouc *k* remplie de fragments d'éponge humides. Si l'ampoule *k* est comprimée, soit par les mains de l'opérateur, soit par un organe creux dont on veut étudier les mouvements, par exemple l'œsophage, l'onde de compression aérienne se transmet dans le tube *i* avec la vitesse du son (340 mètres par seconde), légèrement diminuée par les frottements de l'air sur les parois et, arrivée au tambour, elle soulève la membrane *e*. Tout mouvement de compression ou de dilatation de l'ampoule se traduit par un soulèvement ou une dépression de la membrane du tambour. Il est facile d'inscrire les mouvements de cette membrane. Elle porte en son centre un petit disque de métal fort léger *b* relié à un style inscripteur *f* qui trace sur le papier enfumé une piste accidentée, traduction amplifiée des déplacements de la membrane du tambour et, en dernier ressort, du mouvement étudié Plusieurs tambours, supportés par un équipage approprié, permettent l'inscription simultanée de différents phénomènes et l'étude des lois de leur synchronisme. Nous aurons tout à l'heure recours à ce dispositif.

Nous pouvons maintenant aborder notre sujet.

La figure 2 ci-jointe, schéma de la circulation cardiaque me permet de passer sous silence la description anatomique du cœur, en rafraîchissant les souvenirs du lecteur. Cherchons à pénétrer le mécanisme de cet organe.

Voyons tout d'abord ce que nous pouvons apprendre par l'observation directe ou à l'aide d'expériences simples ne nécessitant pas l'emploi des appareils enregistreurs perfectionnés.

Mais avant d'entrer en matière, je tiens à rassurer le lecteur au sujet de sa juste sensibilité à l'égard des animaux. Beaucoup de personnes mal renseignées considèrent volontiers le physiologiste comme une sorte de bête féroce, qui ne recule devant aucune torture à infliger à un animal pour

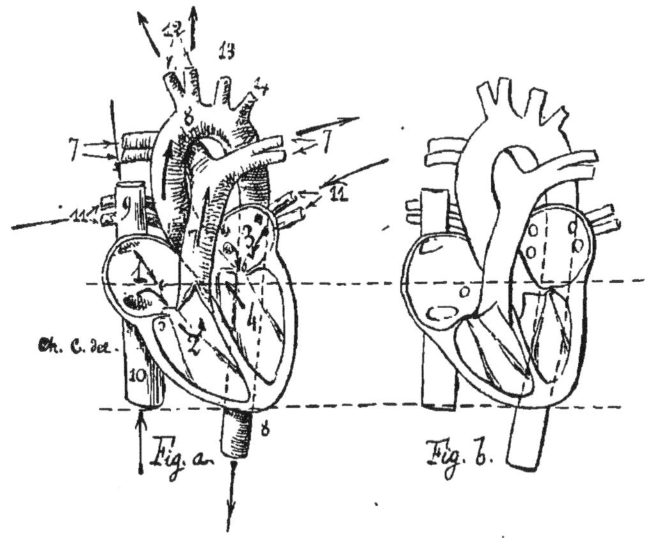

Fig. 2. — Schéma montrant le recul balistique du cœur et l'aspiration du sang dans les oreillettes.

1, oreillette droite. — 2, ventricule droit. — 3, oreillette gauche. — 4, ventricule gauche. — 5, orifice auriculo-ventriculaire droit (valvule tricuspide). — 6, orifice auriculo-ventriculaire gauche (valvule mitrale). — 7, artère pulmonaire. — 8, crosse de l'aorte. — 9, veine cave descendante. — 10, veine cave ascendante. — 11, veines pulmonaires. — 12, tronc brachio-céphalique. — 13, carotide gauche. — 14, sous-clavière gauche.

satisfaire une curiosité scientifique malsaine. Rien n'est plus faux que cette erreur trop répandue. Comme toutes les personnes qui vivent beaucoup avec les animaux et qui les observent, le physiologiste aime ses victimes, il aime surtout le chien qui lui rend tant de services et dont le caractère intelligent et affectueux attire la sympathie; il aime le cheval beaucoup plus que ne font les hommes qui l'exploitent. Certes, ses études l'obligent à faire des vivisections, à pratiquer des opérations sanglantes sur ses compagnons; mais toujours il leur épargnera la souffrance. Depuis la découverte de l'anesthésie, les sujets d'expérience sont toujours endormis à l'aide de l'éther, du chloroforme ou du chloral; dès lors les recherches se font sur une matière inerte, incapable de souffrir. Dans un laboratoire de physiologie, on n'entend plus maintenant de cris de douleur. Les seuls hurlements qui y retentissent sont poussés par les chiens auxquels on applique le masque à chloroforme, désagrément insignifiant qu'on ne peut pas plus leur éviter qu'aux malades que le chirurgien doit opérer. Pour beaucoup d'expériences exécutées sur le cheval, on n'a pas recours, il est vrai, à l'anesthésie qui serait parfois encombrante et même nuisible pour les recherches qu'on se propose, mais cet animal, surtout quand il est âgé (et c'est le cas des sujets d'expérience acquis à vil prix) est d'une sensibilité fort émoussée, les opérations sont de courte durée et elles dérangent si peu la victime, que la meilleure manière de l'occuper pendant qu'on les exécute, consiste à lui offrir un repas d'avoine! Le lecteur verra du reste ce qu'il en est, à la lecture des expériences auxquelles je tâcherai de le faire assister, en quelque sorte, expériences exécutées souvent au laboratoire de M. Chauveau, au Muséum, devant un public qu'aurait révolté tout acte de cruauté.

Reprenons notre étude. Examinons l'encolure d'un cheval. A la partie inférieure du cou, à travers la peau qu'elle soulève parfois, s'étendant de l'angle de la mâchoire inférieure jusqu'à la poitrine, nous apercevons la *veine jugulaire*. A tout moment on voit un flot de sang la parcourir. Avec la main, comprimons ce vaisseau en un point de son trajet. Il se gonfle progressivement et devient énorme de la tête à la région comprimée. Il est affaissé et vide en dessous de ce point. C'est là une des nombreuses expériences que le médecin de Charles Ier, William Harvey a apportées à l'appui de sa théorie de la circulation sanguine.

Prenons maintenant un *trocart*. Le trocart ou trois-quarts, est un instrument de chirurgie qui se compose d'un tube métallique dans lequel passe à frottement doux une tige d'acier, le *mandrin* : à l'une de ses extrémités le mandrin porte un manche servant à manier l'instrument. L'autre extrémité sortant du tube est terminée en pointe acérée taillée à trois pans (trois quarts). Plantons cet instrument à travers la peau dans le vaisseau ; vous voyez : le cheval n'a pas bougé, une piqûre d'épingle ne l'aurait pas fait plus souffrir, c'est à peine s'il a senti quelque chose. Retirons le mandrin du trocart, le sang coule au dehors par le tube ; coiffons aussitôt l'extrémité libre de l'instrument avec un tube de caoutchouc plein d'eau et dont l'autre bout plonge dans une cuvette. En élevant la cuvette on amène le niveau de l'eau à 15 ou 20 centimètres au-dessous du point où le tube du trocart plonge dans la jugulaire. Cessons alors de comprimer le vaisseau. Il s'affaisse immédiatement, et que voyons-nous ? Il ne s'écoule pas de sang dans notre cuvette, bien au contraire, l'eau est aspirée avec une vitesse variable et rythmée dans la veine ; si nous mettons la main sur la poitrine pour sentir le choc du cœur, nous constatons facilement que c'est au moment où coïncident la pulsation cardiaque et un mouvement d'inspiration que l'aspiration est le plus énergique. Cette expérience nous enseigne que la pression est négative dans les gros troncs veineux voisins du cœur. Le cœur aspire donc le sang dans les veines. Aussi, avons-nous eu grand soin de comprimer la jugulaire en dessous du point où nous enfonçions notre trocart et n'avons-nous cessé la compression que lorsque notre tube plein d'eau a été en place. Si nous avions négligé cette petite précaution, l'air serait entré en sifflant dans la jugulaire lorsque nous aurions retiré le mandrin : de là il eût passé dans l'oreillette et y serait resté s'il était en très petite quantité mais si nous avions eu l'imprudence de laisser quelque temps notre vaisseau ouvert, l'air continuant d'être appelé dans son intérieur aurait passé dans le ventricule et dans les vaisseaux du poumon. Bientôt, dans le lacis inextricable des capillaires de cet organe, des index d'air et de sang se forment de toutes parts et arrêtent la circulation (1).

(1) Voici un tube de verre capillaire, percé d'un trou très fin à son intérieur. J'y aspire un index d'eau. En soufflant dans le tube ou en aspirant, je le fais aisément circuler. J'aspire en plongeant une extrémité dans un verre d'eau un deuxième index ; il m'est déjà plus difficile de faire circuler ces deux index d eau séparés par un index d'air. Il suffira de quelques index, en nombre plus ou moins grand, suivant que le diamètre du canal capillaire est plus ou moins étroit, pour que tout déplacement de ce chapelet

Si cet arrêt se produit sur une partie importante du poumon, ou sur la totalité de l'organe, le cheval tombe et la mort s'ensuit. Cet accident arrive quelquefois lorsqu'une personne inexpérimentée pratique la saignée à la veine jugulaire.

L'aspiration dans les troncs veineux se fait parfois sentir jusque dans les veines de la queue; il est même arrivé que cet accident cause la mort du sujet pendant l'opération du *niquetage*, qui consiste à couper les tendons des muscles abaisseurs afin que l'animal, portant bien cet appendice, ait meilleure apparence de la queue.

Quel est le mécanisme de cette aspiration du sang veineux par le cœur? Il nous vient tout de suite à l'esprit que le cœur n'agit peut-être pas par lui-même dans cette aspiration, mais que la dépression pleurale se fait sentir à travers ses parois. Je m'explique, et pour cela, je suis obligé de sortir encore un peu de mon sujet et de faire une courte incursion dans le domaine de la respiration.

Au moment de l'inspiration, on conçoit sans peine que la pression soit négative dans l'intérieur du thorax, dont les dimensions augmentent de toutes parts par suite de la descente du diaphragme et de l'élévation des côtes. L'air se précipitant dans le poumon par la trachée nous démontre expérimentalement ce fait. Mais la pression intra-pleurale (1) est encore négative pendant l'expiration normale. Chez un sujet parfaitement tranquille, l'expiration se produit sans le concours d'aucun muscle. Le poumon revient

d'index soit impossible quelle que soit l'énergie avec laquelle je souffle dans le tube. Je puis même remplacer sans sucès mes faibles poumons par une machine de compression. Les forces capillaires de chacun des index s'ajoutant entre elles peuvent finalement contrebalancer des pressions très élevées. Il faut, pour lutter contre une pression donnée, d'autant moins d'index que le canal de notre tube est plus étroit. Or les capillaires du poumon sont peut-être les plus étroits de l'organisme; ils ne laissent passer les globules sanguins que un à un. On conçoit alors que la circulation du sang soit vite arrêtée par des chapelets capillaires.

1. On nomme *cavité pleurale* la région du thorax destinée à loger un poumon. Il y a donc deux cavités pleurales généralement indépendantes. La plèvre est une membrane lisse, tapissant le poumon d'une part, et la paroi cavitaire de l'autre. Elle est lubréfiée par un liquide séreux destiné à faciliter les mouvements d'expansion et de retrait de l'organe.

sur lui-même par le seul fait de son élasticité, comme un ballon de caoutchouc gonflé d'air qui se vide par un trou. Cet organe, en effet, est toujours violenté dans sa forme; à l'état d'équilibre, il est plus petit que la cavité qu'il est condamné à remplir. Si, sur le cadavre, on ouvre de côté la cage thoracique, le poumon s'affaisse contre la colonne vertébrale et l'air pénètre dans la cavité pleurale. Pendant l'expiration, les parois du thorax et le diaphragme ne font donc que suivre le mouvement de retrait du poumon, en le ralentissant et en l'empêchant de se produire complètement. L'élasticité pulmonaire exerce donc normalement une véritable succion sur les organes voisins; il en résulte une dépression générale dans tout l'intérieur de la cage thoracique. Au moment où les oreillettes sont relâchées, le vide thoracique peut se faire sentir dans leur intérieur et y faire affluer le sang veineux. Nous voyons d'ailleurs dans notre expérience que l'eau de la cuvette est aspirée dans la jugulaire avec plus de force au moment des inspirations, lorsque la pression intrathoracique est le plus faible. Donc, l'aspiration thoracique et la dépression existant constamment (sauf les cas de cris et d'expiration forcée) dans la poitrine contribuent à coup sûr à déterminer l'aspiration du sang veineux dans l'oreillette droite (1).

Mais le cœur peut avoir par lui-même la faculté d'aspirer le sang dans les veines. Il fonctionne peut-être comme pompe aspirante. Pour le savoir, il nous faut supprimer l'aspiration thoracique et pour cela ouvrir la cage thoracique et mettre le cœur à découvert. L'action du vide pleural est ainsi réduite à néant. Cette opération exécutée ainsi serait barbare ; il faut avant tout empêcher l'animal de souffrir. Nous allons le tuer, et nous ferons notre expérience sur un cadavre vivant. Prenons une lancette solide et enfonçons-la brusquement entre l'occipital et l'atlas. Le cheval tombe foudroyé ; nous avons sectionné la moelle au niveau du centre respiratoire, dans la région où elle se détache de l'encéphale. Notre animal est paralysé en dessous de la sec-

1. Dans les cas où la pression devient positive dans la cage thoracique (cris, efforts, expiration forcée) le système veineux s'engorge rapidement et les veines se gonflent.

tion de toute sensibilité et de tout mouvement volontaire, il ne peut plus respirer; tout va bientôt mourir, si nous laissons les choses en cet état. Mettons rapidement à nu la trachée, ajustons-y une canule métallique et à l'aide d'un tube de caoutchouc et d'un soufflet actionné par un moteur, établissons la respiration artificielle en insufflant rythmiquement le poumon. L'air injecté dans cet organe par les mouvements du soufflet sort par un trou pratiqué dans la canule trachéale dans les intervalles des insufflations. Dans ces moments, en effet, le poumon, par suite de son élasticité, s'affaisse sur lui-même expulsant au dehors l'air qui a pénétré dans son intérieur. Ouvrons maintenant la cage thoracique sur le flanc gauche. Nous avons eu soin de coucher l'animal sur le flanc droit, s'il n'est pas tombé lui-même sur ce côté. Pendant que nous faisons cette opération, le cadavre que nous avons devant nous exécute des mouvements de défense bien coordonnés des quatre membres ; le muscle peaucier frissonne quand nous sectionnons la peau. Ce sont là des « mouvements réflexes » dont le siège est dans la moelle, et qui sont très accusés maintenant que ce centre nerveux est séparé du cerveau. Il suffit même quelquefois de verser des gouttes d'eau sur le pli du paturon d'un membre postérieur pour que notre cadavre vivant décoche de superbes ruades. Voici le cœur mis à nu. Replaçons notre trocart et recommençons notre expérience; l'eau est encore aspirée, moins énergiquement que tout à l'heure, il est vrai. Le cœur est donc bien une pompe aspirante. Quel est le mécanisme de cette aspiration? Voici l'explication proposée par Chauveau pour ce phénomène qu'il a découvert.

A chaque *systole* (1) ventriculaire le cœur lance du sang dans l'artère pulmonaire et dans l'aorte: dans ce dernier vaisseau sous une assez forte pression ; il recule comme un canon qui lance un projectile, ou pour employer une comparaison plus juste, comme le chariot à réaction décrit dans tous les traités élémentaires de physique au début de l'hydrostatique. La pointe du cœur, toujours au contact de la paroi

1. Je rappelle que l'on nomme *systoles* les contractions des cavités du cœur et *diastoles* leurs relâchements.

thoracique ne peut changer de place; elle ne fait qu'appuyer plus fortement contre la paroi du thorax par suite du recul balistique, mais comme les venticules se raccourcissent en se contractant, leur base se rapproche alors de la pointe et détermine l'agrandissement des cavités auriculaires dont la partie supérieure est solidement amarrée par les attaches du péricarde et les insertions des veines caves. La figure 3 ci-jointe représente schématiquement le mécanisme de ce phénomène. C'est pourquoi nous pouvons cons-

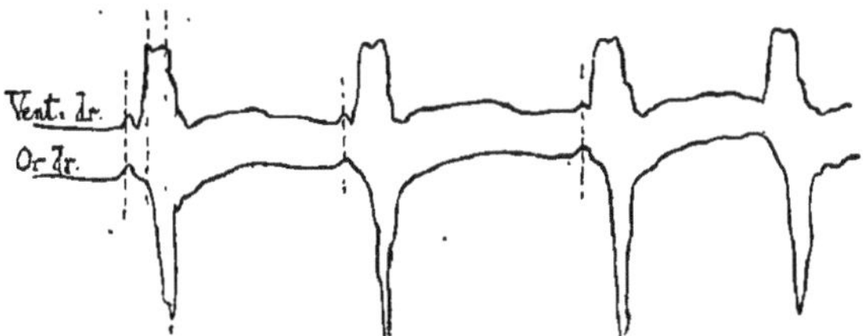

Fig. 3. — Recul balistique du cœur.

L'aspiration auriculo-ventriculaire résulte de l'agrandissement des cavités auriculaires, que détermine chaque systole ventriculaire. Le cœur a été ralenti par l'électrisation du nerf vague.

tater aisément que l'aspiration se produit au moment de la systole ventriculaire.

En résumé, nous voyons donc que le cœur aspire le sang dans les veines à chacune de ses contractions, et que cette aspiration est le fait en partie du vide pleural, en partie du recul balistique du cœur.

Regardons attentivement le cœur qui bat à nu sous nos yeux. A cause de la lenteur de ses pulsations (chez le cheval, leur nombre est parfois de 40 par minute et l'opération que nous avons fait subir à notre sujet en augmente très peu le nombre), nous voyons très bien se dérouler les trois phases successives qui constituent chaque révolution cardiaque : 1° la contraction ou *systole des oreillettes;* à ce moment les ventricules sont en diastole ou en état de relâchement; 2° la *systole des ventricules*, les oreillettes étant en diastole et se remplissant du sang qui y est aspiré; 3° la *pause*, c'est-à-dire le repos général du cœur, repos des oreillettes, repos des ventricules. Le cœur, en effet, comme tout muscle de l'organisme, a besoin de se reposer. Il travaille depuis notre naissance jusqu'à notre mort, il travaille chez l'homme environ 70 fois par minute, mais il se repose 70 fois aussi; et tout compte fait, il se repose plus qu'il ne travaille, car comme nous le verrons tout à l'heure, les pauses sont généralement plus longues que les systoles. Ainsi donc un homme qui consacre au repos un peu plus de la moitié de la journée imite son cœur, et il a raison de suivre son exemple, car tous les organes, à moins d'être surmenés, doivent se reposer plus longtemps qu'ils ne travaillent.

C'est à peu près là tout ce que l'observation directe peut nous enseigner. Si nous entrons dans les faits de détail, nous constaterons que la contraction des oreillettes débute dans les grosses veines qui s'y abouchent; elle chemine comme une onde péristaltique vers l'oreillette qui alors se contracte brusquement dans toute sa masse. Cette contraction parfois très faible, est quelquefois, surtout dans le cœur gauche, d'une grande énergie. Bien que l'embouchure des veines soit dépourvue de valvules comme dans le cœur gauche ou soit munie, comme dans le cœur droit, de valvules insuffisantes, le reflux du sang dans les veines est insignifiant, parce que ce reflux ne se ferait pas sans une certaine résistance, les veines étant pleines de sang, tandis que du côté du ventricule relâché, le sang n'en rencontre aucune; il se laisse distendre aussi facilement qu'une bulle de savon, et n'oublions pas que sur un animal intact, le vide pleural se faisant sentir à travers les parois relâchées du ventricule, il règne dans son intérieur une pression négative d'où résulte une véritable aspiration du sang pendant toute la diastole ventriculaire.

Remarquons encore que pendant la systole ventriculaire, le cœur de notre cheval change de forme. A l'état de repos, il a une forme presque conique (1); à l'état de contraction, la pointe est bien moins accusée. La masse ventriculaire, se ramassant sur elle-même, se raccourcit de haut en bas, comme nous l'avons déjà vu, en même temps que le diamètre transversal varie fort peu. Le cœur se rapproche de

1. Cette forme est particulière au cœur du cheval. Chez les autres animaux, il est plus globuleux.

la forme sphérique. Le sillon auriculo-ventriculaire qui, à l'état de repos; forme une ellipse, devient un cercle pendant la *systole ventriculaire*. Remarquons encore que, à ce moment, les ventricules exécutent un léger mouvement de rotation de gauche à droite autour d'un axe vertical, à tel point que le ventricule droit échappe presque à nos regards.

Prenons maintenant dans nos deux mains le cœur de notre victime. Pendant la diastole ventriculaire, il est mou, nous le pétrissons facilement; mais lorsqu'il se contracte, il devient extrêmement dur et repousse nos mains qui le serrent. Il repousse de même tous les organes qui l'entourent; il repousse entr'autres, sur un animal intact, la région du thorax sur laquelle appuie la pointe du cœur. Si nous plaçons la main chez un animal intact sur cet endroit de la cage thoracique, nous la sentons repoussée à travers la paroi, notre main apprécie très bien le durcissement de la pointe du cœur et éprouve la sensation d'un choc. Aussi donne-t-on le nom de *choc du cœur* à cet ébranlement de la paroi thoracique par la systole ventriculaire. Pour le sentir chez l'homme, il faut appliquer la main dans le cinquième espace intercostal gauche, un peu en dedans et en dessous du mamelon.

Nous nous sommes suffisamment occupés de l'extérieur du cœur, il nous reste à explorer son intérieur. Comment fonctionnent les valvules qui se trouvent après chacune de ses cavités ? Pas de discussions au sujet des *valvules sigmoïdes*. Tout le monde est à peu près d'accord sur le mécanisme de leur fonctionnement. Ce sont de simples soupapes s'ouvrant pendant la systole des ventricules et se fermant brusquement à la fin de celle-ci, la pression dans la pulmonaire et dans l'aorte étant alors supérieure à celle qui règne dans les ventricules relâchés. Mais il n'en est pas de même au sujet des valvules *auriculo-ventriculaires*. Celles-ci sont plus compliquées que les sigmoïdes. Leur bord libre et leur face inférieure est le lieu d'insertion des cordes tendineuses, qui pendant la systole sont tendues et attirées en bas, vers la pointe du cœur par les muscles papillaires. Le rôle de ces muscles et de leur appareil tendineux peut se borner, en soutenant le bord flottant des valvules, à empêcher leur renversement du côté des oreillettes pendant la contraction des ventricules; cette idée fort simple vient naturellement à l'esprit. Il en est venu une plus compliquée à Parchappe, médecin de Rouen (1848). Les muscles papillaires, se contractant énergiquement pendant la systole ventriculaire, maintiennent en place le cône infundibuliforme formé par les valvules flottant à l'état de repos dans la cavité ventriculaire, avec cette différence que cette fois les bords valvulaires viennent au contact et ferment hermétiquement la voie du côté de l'oreillette. Ce cône

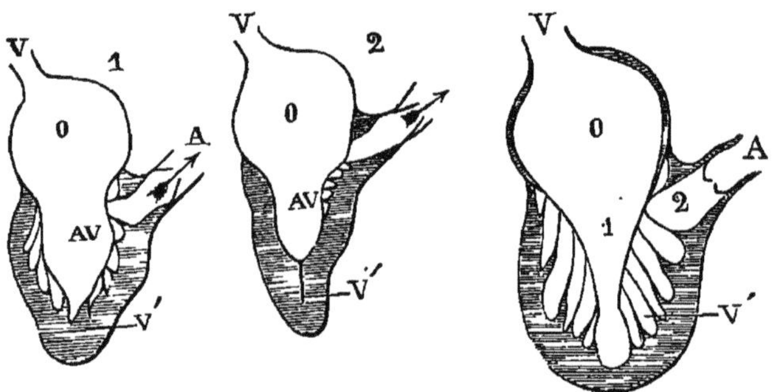

Fig. 4. — Schéma de la théorie de Parchappe.

O, oreillette. — V, ventricule. — A, artère. — V', veine.

valvulaire, toujours attiré en bas par les muscles papillaires descend comme un piston creux dans l'intérieur du ventricule et en expulse le sang du côté de l'artère. Le schéma ci-joint fig. 4 est la traduction de cette manière de voir. Remarquons que, pour que cette doctrine de l'entonnoir fut exacte, il faudrait que la contraction des muscles papillaires fut considérable. Enfin, pour connaître la vérité, répétons l'expérience ingénieuse de Chauveau et Faivre.

Les oreillettes présentent deux petits prolongements en forme d'oreilles de chien se dirigeant vers la base de l'artère pulmonaire. Ce sont les *auricules*. Saisissons l'auricule gauche. Faisons-y une boutonnière d'un coup de ciseaux; par cette ouverture introduisons l'index de la main droite et faisons-le glisser dans l'oreillette gauche. Il nous est facile alors d'explorer l'orifice auriculo-ventriculaire et de sentir le dôme que forme la valvule mitrale se renversant du côté de l'oreillette pendant toute la durée de la systole ventriculaire.

Fermons par une ligature la petite plaie faite à l'auricule et si nous avons la curiosité d'explorer un orifice artériel, perforons avec la pointe d'un bistouri la paroi de l'artère pulmonaire, par ce trou nous pouvons introduire un doigt dans le vaisseau. Nous reconnaissons aisément que les trois valvules sigmoïdes se mettent au contact par une grande partie de leur face convexe, et non pas seulement par leur bord libre, comme on l'a tant prétendu. On croyait même que les nodules cartilagineux de Morgagni (1) servaient à boucher le petit trou que ces valvules affrontées par leurs bords laissaient au centre du vaisseau. Or ces valvules se touchent sur une si grande surface, que nous pouvons à peine produire une insuffisance en appliquant l'une d'elles contre la paroi artérielle; les deux autres valvules viennent chercher le doigt et fermer l'orifice artériel en s'accolant contre lui.

Nous connaissons maintenant *grosso modo* la mécanique fonctionnelle du cœur.

Il nous est bien difficile d'aller plus loin sans le secours de la méthode graphique. Elle seule, avec son irréprochable précision, peut nous fournir des documents qui, convenablement interprétés, nous apporteront la solution de tous les problèmes que nous pouvons nous poser au sujet du fonctionnement de l'important organe qui nous occupe.

Ce but a été atteint, avec une rare perfection, par Chauveau et Marey qui ont institué des expériences d'une simplicité et d'une ingéniosité admirables en appliquant la méthode graphique à l'étude de la mécanique du cœur.

Le principe de la méthode Chauveau-Marey consiste à inscrire simultanément les variations de pression dans l'intérieur des cavités du cœur chez l'animal intact, à l'aide de sondes exploratrices introduites dans cet organe par les gros vaisseaux du cou. Des ampoules de caoutchouc hermétiquement closes, soutenues par une carcasse métallique et dont les cavités sont reliées par des tubes à des tambours

1. Petits cartilages de la grosseur d'un grain de blé se trouvant au milieu des bords libres des valvules sigmoïdes.

à levier, constituent l'appareil inscripteur. L'air renfermé dans l'intérieur de ces ampoules est soumis à toutes les variations de pression du milieu qui entoure l'ampoule; et ces variations de pression s'inscrivent instantanément, comme on l'a exposé plus haut, à l'aide d'un tambour de Marey. Si l'ampoule est logée dans une cavité du cœur, le tracé recueilli à l'aide du tambour conjugué représente donc d'une manière irréprochable les variations de pression du sang dans l'intérieur de cette cavité. Cette méthode d'inscription, comme on le voit, est parfaite. La sensibilité des appareils, qui dépend du constructeur, peut être aussi grande que l'on veut; les indications, fournies par l'air, choisi comme milieu transmetteur, sont instantanées; aucune cause d'erreur introduite par l'inertie ou la paresse des appareils inscripteurs ne peut, dans cette méthode, venir perturber les résultats obtenus.

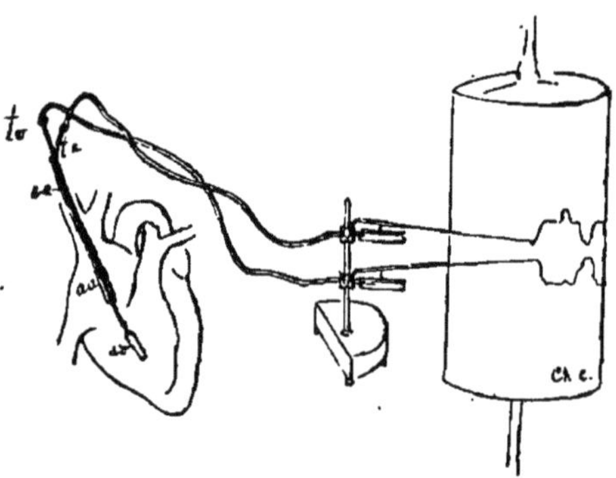

Fig. 5. — Les variations de pression dans le cœur droit sont enregistrées sur un cylindre inscripteur, grâce à deux ampoules introduites l'une (*av*) dans le ventricule, et l'autre (*ua*) dans l'oreillette.

Deux ampoules, associées en un seul instrument, comme le montre la figure 5 ci-jointe, peuvent, par la jugulaire, être glissées dans le cœur droit et servir à l'exploration de l'oreillette et du ventricule droit. Une sonde, semblable à la première, mais moins volumineuse, sera introduite par une des carotides et disposée de telle manière que l'ampoule inférieure se trouve logée dans le ventricule gauche, immédiatement en dessous des valvules sigmoïdes, l'ampoule supérieure demeurant dans l'aorte au-dessus de ces mêmes valvules.

Cette expérience s'exécute avec une extrême facilité, et elle trouble si peu le jeu du cœur, que l'on peut avoir pleine confiance dans les résultats qu'elle fournit. Nous allons la décrire avec quelques détails.

Le schéma ci-joint (fig. 5), représente une des sondes cardiaques en place, celle du cœur droit. L'une des ampoules élastiques *a v* est placée dans le ventricule droit. Le tube qui doit transmettre au tambour à levier (*t v*) les variations de la pression intraventriculaire traverse l'ampoule auriculaire *a a* située dans l'oreillette droite, et se continue sur toute la longueur de la sonde dans l'intérieur du tube auriculaire, relié lui-même au tambour inscripteur *t a*. Le tube ventriculaire est donc engaîné dans le tube auriculaire, et les variations de pression dans l'intérieur de l'oreillette se propagent dans l'espace annulaire de la sonde. A l'extrémité libre de la sonde se trouvent deux embouts *a* et *v*. L'embout *v* n'est que la continuation du tube ventriculaire. On le coiffe d'un tube de caoutchouc relié au tambour *t v*. L'embout *a* sert à mettre en relation avec le tambour *t a* l'espace annulaire de la sonde qui, comme nous venons de le voir, sert à la transmission des variations de pression occasionnées dans l'intérieur de l'ampoule auriculaire *a a* par les mouvements de l'oreillette.

Supposons maintenant que tous les préparatifs soient terminés. Nos sondes ne présentent aucune fuite, ainsi que les tambours et tubes transmetteurs. Nous avons éprouvé l'étanchéité des sondes en les plaçant dans l'eau et en soufflant dans l'intérieur. Nous avons vu que la tension des ampoules est à peu près convenable en les enfermant dans un flacon et en soumettant l'air de ce flacon à des pressions variables voisines de celles des cavités cardiaques ; les ampoules étant réunies à des tambours à levier, dont on apprécie et au besoin règle à la convenance l'amplitude des élongations du style. Nos cylindres sont noircis ; tous nos tambours à levier sont disposés de manière à ce que les extrémités des styles au repos se trouvent sur une même génératrice. Une horloge à secondes est prête à marquer le temps sur le papier enfumé, car on n'est jamais certain de la régularité du mouvement de rotation des cylindres. On est même certain que cette régularité est irréalisable. Nous avons aussi disposé les courroies et engrenages de l'appareil enregistreur, de manière à ce que l'inscription soit suffisamment étalée ; et il faut nous rappeler que le cœur du cheval bat lentement et fournit à l'état de repos et sur un vieux sujet quarante pulsations environ par minute.

Occupons-nous maintenant de la préparation du sujet.

L'opération étant très peu douloureuse, nous la ferons sur l'animal debout sans anesthésie. Inutile aussi de le fixer dans un travail : la meilleure manière d'occuper notre victime pendant la dissection des vaisseaux consiste à lui offrir un repas d'avoine. La gourmandise l'emporte sur la douleur, assez faible d'ailleurs pour que l'attrait d'un bon repas la fasse oublier Un homme à qui on va arracher une dent est plus à plaindre. Pas d'angoisses morales pour notre cheval trop peu intelligent pour avoir conscience de son infortune; pas de douleur à proprement parler, car qu'est-ce qu'une souffrance quand une friandise suffit à en détourner l'attention? Nous allons donc mettre à nu une jugulaire et une carotide.

Nous apercevons la jugulaire à travers la peau et le muscle peaucier. Nous la voyons parfois se gonfler légèrement à chaque systole auriculaire, le cours du sang dans les veines étant ralenti à ce moment. En tout cas, en la comprimant à la partie inférieure du cou, nous pouvons la faire saillir et apparaître en toute évidence. Cela d'ailleurs n'est point nécessaire. Faisons rapidement une vaste incision de 20 centimètres environ derrière la saillie du sterno-maxillaire, presque jusqu'à l'insertion inférieure de ce muscle sur le sternum. Plus nous découvrirons bas nos vaisseaux, plus l'introduction des sondes sera aisée. Si le couteau est bien affilé on a tranché d'un coup la peau, le peaucier et quelques filets nerveux du plexus cervical superficiel. Toute la partie douloureuse de l'opération est faite. C'est à peine si l'animal a réagi. Il a fait frissonner son peaucier; il s'imagine peut-être qu'une mouche l'incommode ou qu'on lui a administré un coup de fouet immérité.

Disséquons la jugulaire, c'est vite fait; le cheval, à qui nous ne causons en ce moment aucune douleur, reste parfaitement tranquille.

Derrière la jugulaire et un peu au-dessus nous trouvons la carotide, toute proche de la trachée et de l'œsophage que nous voyons aisément, avec le nerf récurrent (1) entre les deux. Le carotide est accompagnée du nerf vago-sympahique (2) à qui elle adhère très peu. Aussi la dissection en est très facile.

Maintenant que nos vaisseaux sont prêts, nous appliquons une ligature à chacun d'eux dans l'angle supérieur de la plaie.

La veine jugulaire s'affaisse aussitôt en dessous de la ligature, tandis qu'elle se gonfle prodigieusement au-dessus. La portion périphérique de la carotide a au contraire à peine diminué de volume : elle ne se vide pas ; le sang s'y trouve encore sous une certaine pression, car les ramifications d'une artère s'anastomosent, c'est-à-dire sont en communication avec les branches de division des artères voisines. Si nous ouvrions donc cette carotide au-dessus de la ligature, nous verrions aussitôt le sang jaillir avec force et nous pourrions ainsi saigner totalement l'animal.

Les sondes sont alors enduites de vaseline pour faciliter le glissement dans l'intérieur des vaisseaux et retarder le dépôt de fibrine qui va se former sur ces instruments comme sur tout corps étranger égaré dans l'appareil circulatoire.

L'introduction de chacune d'elles se fait de la même manière. Avec une paire de ciseaux pointus, on pratique une boutonnière longitudinale à la paroi du vaisseau. Une pince préalablement fixée sur le vaisseau au-dessous de la région incisée empêche l'air de pénétrer dans la jugulaire et le sang de jaillir par la carotide. On ne lève ces pinces que lorsque l'ampoule terminale de la sonde est totalement engagée dans le vaisseau dont elle bouche la lumière. On prend toutes les précautions possibles pour éviter l'introduction simultanée d'air. Quelques bulles pénétrant dans la jugulaire peuvent ne pas causer grand dommage, comme nous l'avons vu plus haut ; mais il n'en est pas de même pour la carotide qui conduit au cœur gauche. Si nous avons le malheur de laisser une bulle d'air entre les deux

1. L'un des nerfs dilatateurs de la glotte. C'est un des vaisseaux du vague. La section des deux récurrents rend un animal aphone et peut déterminer l'asphyxie.

2. Le nerf vague se rend au cœur, au poumon et à l'estomac.

ampoules introduites dans ce dernier vaisseau, accident que l'on cherche à éviter en faisant couler du sang à plusieurs reprises, et en serrant bien les parois du vaisseau sur la sonde, notre expérience est gravement compromise. En effet, la petite bulle chemine vers le cœur à mesure que progresse la sonde arrivée au confluent des carotides, elle s'engage dans le vaisseau intact, entraînée par le courant sanguin, fait une embolie cérébrale du côté de ce vaisseau, et l'animal paralysé du côté opposé, c'est-à-dire du côté de la carotide découverte, tombe sur l'opérateur malheureux.

La mise en place de la sonde du cœur droit ne présente aucune difficulté. Pour celle du cœur gauche, l'opérateur doit s'armer de patience, car les valvules sigmoïdes constituent un obstacle difficile à franchir; il faut tâcher de saisir le rythme du cœur, et pousser l'instrument pendant la systole, juste au moment de la béance de l'orifice aortique.

Nos deux instruments sont actuellement bien situés dans la position convenable, nous pouvons recueillir nos tracés à loisir pendant des heures entières. Si extraordinaire que cela paraisse, l'animal n'est point gêné par nos appareils, nous pouvons le faire marcher, tourner, avancer, reculer, nous pouvons le placer enfin dans la position la plus commode pour ce qu'il nous reste à faire. Le cœur a été, il est vrai, un peu bousculé; si nous avons heurté les sondes contre les parois, il a accéléré son rythme, mais bientôt il n'y paraîtra plus. Offrons de l'avoine à notre sujet; il est si peu inquiet et si peu incommodé qu'il va faire son repas, et si son cœur s'accélère cette fois, c'est le travail actif de la mastication qui en est la cause. Tout à l'heure, il va s'endormir et digérer en paix, avec ses sondes dans le cœur. Je n'exagérais donc rien, lorsque je disais que cette admirable expérience nous permettrait d'étudier le jeu du cœur à l'état physiologique, et que nous pouvions avoir une confiance absolue dans les résultats qu'elle fournit.

Nous sommes donc en état d'inscrire simultanément les variations de pression dans quatre cavités : l'oreillette droite, le ventricule droit, le ventricule gauche et l'aorte. Nous n'avons malheureusement pas l'oreillette gauche, mais nous pouvons, en outre, inscrire le choc du cœur, et il ne nous faut pas négliger son étude, puisque c'est la seule indication que nous pourrons jamais recueillir sur le cœur de l'homme.

Nous avons déjà dit en quoi consistait ce phénomène et dans quelle région du corps il fallait appliquer la main, pour le percevoir chez l'homme. Chez le cheval, on peut le sentir à droite ou simultanément à droite et à gauche; mais le plus généralement, on le perçoit à gauche entre la 5e et la 6e côte.

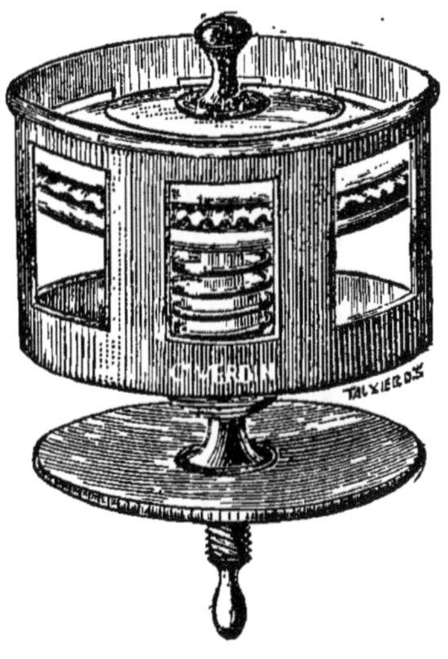

Fig. 6. — Cardiographe à coquille de *Marey*, permettant l'inscription des chocs du cœur.

Il arrive quelquefois que l'on ressente un *choc négatif*. Au moment de la systole ventriculaire, le cône musculeux change de position, la pointe quitterait la paroi si celle-ci, poussée par la pression atmosphérique, ne l'accompagnait dans ses mouvements en se déprimant. Inscrire les mouvements de cette paroi, quelle que soit la nature de ces déplacements, c'est inscrire les mouvements d'une région voisine de la pointe du cœur, c'est en quelque sorte inscrire le gonflement et le retrait des ventricules eux-mêmes; aussi nous comprenons l'importance que peut avoir un pareil renseignement.

Cette inscription se fait aisément avec le cardiographe à coquille de Marey sur n'importe quel animal et aussi sur l'homme. L'instrument en question (voir la fig 6) se compose tout simplement d'un tambour dont la membrane porte en son centre un bouton que l'on appuie sur le lieu d'élection. Un ressort antagoniste repousse la membrane au dehors. Une coquille métallique recouvre l'extérieur de l'appareil. On règle à l'aide d'une vis le degré de cet appui. La fixation contre la poitrine s'effectue à l'aide d'une ceinture, ou plus simplement un aide tient l'appareil à la main. On relie l'intérieur de la coquille à air à un tambour de Marey.

La figure ci-jointe (n° 7) est un schéma qui représente l'ensemble des cinq tracés que l'on peut recueillir par ce procédé. La sixième ligne, la plus inférieure est l'inscription du temps; la demi-seconde y est marquée à l'aide d'une horloge électrique.

La première ligne, celle qui se trouve en haut de la figure, représente la pulsation auriculaire. La contraction de l'oreillette soulève le levier, puis elle se relâche, et demeure à l'état de repos. On voit que la systole auriculaire est extrêmement brève, et aussitôt que la contraction a atteint son maximum, l'organe se relâche et reste un long temps à l'état de repos. Nous saurons tout à l'heure ce que signifient les autres ondulations que présente la ligne d'inscription.

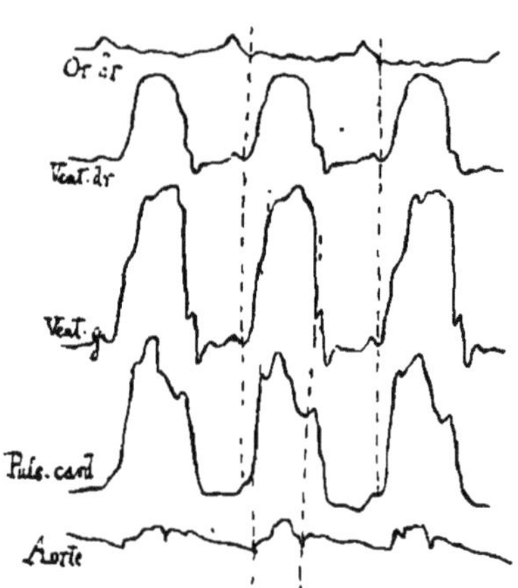

Fig. 7. — Expérience cardiographique complète sur le cheval.

Par la veine jugulaire, on a introduit une sonde permettant d'inscrire les pressions de l'oreillette et du ventricule droits. Une autre semblable, mais plus petite, a été glissée par la carotide dans l'aorte et le ventricule gauche. On a aussi recueilli le choc du cœur.

La deuxième ligne est le tracé du ventricule droit. Au début se trouve un soulèvement causé par la systole auriculaire, c'est une augmentation de pression déterminée dans l'intérieur du ventricule par la contraction de l'oreillette; puis la pression baisse un peu dans l'intérieur du ventricule par suite du relâchement de l'oreillette, mais elle se relève aussitôt, car le ventricule se contracte lui-même. Le style inscripteur est repoussé à une grande hauteur; la pression devient très forte. Le soulèvement d'ascension est très rapide, la ligne étant presque verticale; la contraction ventriculaire est donc brusque et le maximum de pression rapidement atteint; celle-ci se maintenant constante pendant un certain temps, avec de faibles fluctuations, le tracé présente une ligne presque horizontale, *le plateau*, sur laquelle on note plusieurs accidents, ensuite le ventricule se relâche brusquement, la pression tombe très vite, ce qui est accusé aussitôt par le graphique ; le style retombe jusqu'à un point qui est le plus déclive du tracé. C'est le moment où la pression se trouve le plus faible dans le ventricule. La ligne de descente présente toujours un accident, plus ou moins accusé, qui est dû, comme on en fournira la preuve plus tard, à une onde liquide déterminée par la fermature brusque des valvules sigmoïdes. Chauveau et Marey la désignent sous le nom significatif, d'*ondulation de clôture*. L'afflux du sang veineux continue sous l'action de l'aspiration thoracique ; le cœur tout entier, oreillette et ventricule, étant à l'état de repos, et la valvule auriculo-ventriculaire droite, la tricuspide étant ouverte, la pression s'élève lentement dans les deux cavités du cœur droit jusqu'au moment où une autre systole auriculaire marque le début d'une nouvelle révolution cardiaque semblable à la précédente.

Si maintenant nous comparons les tracés auriculaire et ventriculaire, nous avons tout de suite l'explication des ondulations que présente la ligne des pressions de l'oreillette. De même que la systole auriculaire s'est fait sentir dans le ventricule et s'est marquée dans le tracé ventriculaire, de même les variations de pression dues à la systole ventriculaire se font sentir dans l'oreillette et y déterminent des accidents.

Ces accidents sont de deux natures ; les uns sont positifs ; ce sont des augmentations et des diminutions faibles de pression, ayant leur origine dans le ventricule et se propageant au liquide de l'oreillette à travers l'épaisseur de la valvule tricuspide forcément fermée à ce moment où par suite de la systole ventriculaire, la pression dans le ventricule l'emporte de beaucoup sur la pression dans l'oreillette. L'autre sorte d'accident se réduit à une seule dépression générale se faisant sentir dans l'oreillette et se propageant dans les gros troncs veineux qui en émanent, dépression qui dure toute la systole ventriculaire ; c'est *l'aspiration propre du cœur* due au recul balistique. Nous avons expliqué plus haut en détail ce fait remarquable, si intéressant, mis pour la première fois en lumière par Chauveau. A l'état normal, on voit dans les plumes auriculaires et ventriculaires des tracés inverses se rapprocher et s'éloigner continuellement.

Lorsqu'un animal a subi une perte considérable de sang, le système veineux est moins rempli que sur un sujet normal; la pression dans les artères demeure à peu près

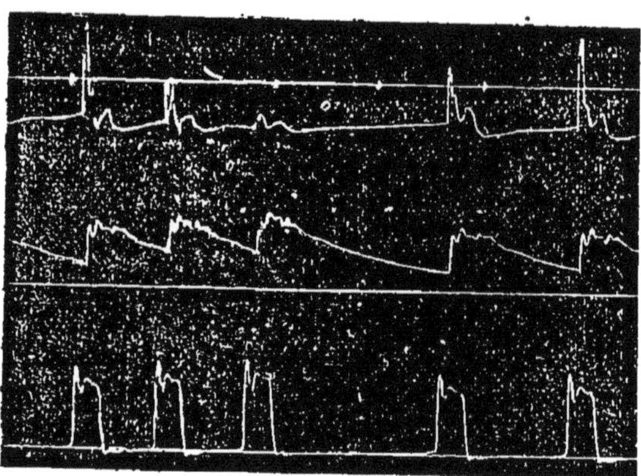

Fig. 8. — Ce tracé, recueilli sur un chien, montre que la durée des systoles ventriculaires est invariable: elle est indépendante de la durée des pauses.

1, Temps = 1/2 seconde. — 2, Pulsation cardiaque. — 3, Pression aortique. — 4, Pression intraventriculaire.

intacte : les battements du cœur se précipitent afin de maintenir la tension normale. A cause de la quantité relativement petite de sang qui se trouve alors dans les veines, l'aspiration ventriculaire se fait sentir avec une violence inaccoutumée. On voit les plumes qui inscrivent les mouvements de l'oreillette et du ventricule s'agiter précipitamment en sens invers l'une de l'autre, et exagérer le phénomène normal; la dépression dans le tracé auriculaire s'accuse profondément. C'est ce que montre avec une grande netteté le graphique ci-joint recueilli sur un cheval ayant subi une copieuse saignée. L'autre figure représentant un tracé recueilli sur le chien (fig. 8) nous apprend en outre que, lorsque les battements du cœur se précipitent, la durée des systoles ventriculaires reste à peu près invariable ; c'est sur la durée de la période de repos de l'organe que porte le raccourcissement ; la *pause* seule, comme on l'appelle, diminue donc notablement. Ainsi, *lorsque le cœur s'accélère, les systoles augmentent de nombre en se rapprochant au dépens des pauses.* Ce n'est que lorsque l'accélération devient considérable, que la durée de la contraction ventriculaire subit une réduction quelque peu appréciable.

La troisième ligne de cette série de graphiques est pour ainsi dire une reproduction de la deuxième dans ses traits essentiels : même soulèvement, même accident trapèziforme avec plateau, même ondulation de clôture. Nous trouvons aussi un relèvement lent de la pression semblable à celui que nous avons eu tout à l'heure dans la pulsation du ventricule droit. C'est que cette troisième ligne est la représentation des variations de pression dans le ventricule gauche, et que cette portion du cœur se conduit comme la précédente. L'action des deux ventricules est essentiellement synergique, tous deux se contractent en même temps, se relâchent en même temps (1).

Quelques différences doivent cependant être signalées dans le jeu de ces deux organes. Le plateau est plus accusé dans le tracé du ventricule gauche ; le sommet de la pulsation ventriculaire droite est plus arrondi ; enfin nous signalerons tout à l'heure d'autres faits sur lesquels nous ne pouvons appeler maintenant l'attention.

Jetons les yeux sur la quatrième ligne, c'est la pulsation cardiaque extérieure, c'est le tracé du choc du cœur. Il ressemble à un tracé ventriculaire. Il est naturel que cette courbe qui, en somme, est la représentation de la résistance du ventricule à l'écrasement par un corps étranger soit identique à la courbe de la pression dans l'intérieur de ce ventricule.

Imaginons une poire de caoutchouc pleine de liquide et reliée à un manomètre enregistreur, imaginons un dynamomètre enregistreur appuyant sur cette poire. Faisons par

1. On n'observe de dissociation fonctionnelle des deux ventricules que dans des cas pathologiques infiniment rares. Beaucoup plus fréquente est l'indépendance du rythme auriculaire et du rythme ventriculaire.

un mécanisme quelconque varier la pression du liquide dans l'intérieur de cette poire. Toute variation sera également accusée et par le manomètre et par le dynamomètre ; les indications fournies par chaque instrument selon sa propre sensibilité varieront fort peu. C'est ce que nous avons fait ici : l'explorateur à coquille se pose sur le cœur par l'intermédiaire de la paroi thoracique dépressible, c'est le dynamomètre. Le manomètre est représenté par l'ampoule ventriculaire conjuguée à un tambour à levier; mais ici, c'est la poire elle-même, le cœur, qui, par ses mouvements propres, fait varier la pression du liquide qu'elle renferme.

Nous comprenons alors tout le parti que l'on peut tirer de l'étude d'une bonne pulsation cardiaque extérieure ; elle vaut un tracé de ventricule. Comme ce dernier, elle nous renseigne sur le jeu de l'oreillette, c'est elle qui a causé le soulèvement qu'on peut voir sur le tracé de la figure 8. Nous avons aussi un plateau, souvent bien mieux accusé que dans le cas actuel, et une ondulation de clôture.

La réplétion des cavités ventriculaires par l'afflux du sang venant des veines et des oreillettes est marquée aussi dans le tracé du choc par le relèvement lent de la ligne du graphique.

Nous n'avons pas de graphique de l'oreillette gauche, mais nous savons quand elle se contracte, puisque cette contraction se traduit dans le tracé ventriculaire. Nous voyons donc que les deux oreillettes fonctionnent en même temps comme les deux ventricules.

Le dernier graphique représente la pulsation aortique. Nous ne voulons pas étudier ici les variations de pression dans l'intérieur des artères. Remarquons seulement le fait suivant : une partie du tracé de l'aorte n'est que la reproduction du plateau de la pulsation ventriculaire ; c'est que les valvules de l'aorte s'ouvrent un peu avant et sont fermées un peu après; pendant ce laps de temps, les deux ampoules de la sonde gauche se trouvent dans une même cavité et inscrivent les mêmes variations de pression. Le reste du tracé aortique diffère du tracé ventriculaire; pendant ce temps les sigmoïdes sont fermées et les pressions sont différentes dans l'aorte et dans le ventricule gauche.

Après la fermeture des valvules sigmoïdes, le tracé aortique présente un brusque ressaut dû à une onde de retour, c'est le *dicrotisme* que l'on retrouve dans le pouls de toutes les artères ; la pression s'abaisse ensuite pendant la pause du cœur jusqu'au moment où les sigmoïdes s'ouvrent de nouveau ; c'est qu'alors la pression dans le ventricule gauche l'emporte sur la pression dans l'intérieur de l'aorte.

Pour terminer avec l'interprétation de ces graphiques, il nous reste à pouvoir mesurer en valeur absolue la pression dans une cavité quelconque à l'aide de nos appareils. Il faut les étalonner dans ce but. Rien n'est plus aisé. Retirons nos sondes du cœur du cheval et lions les vaisseaux afin de conserver l'animal.

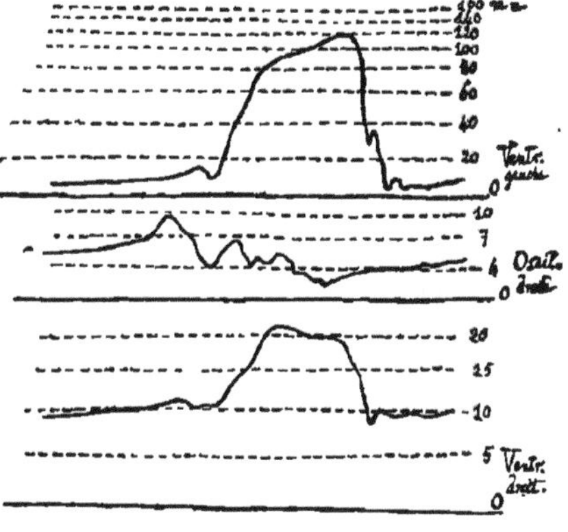

Fig. 9. — Graduation des sondes.

Gardons-nous de toucher aux tubes de caoutchouc qui les relient aux tambours à levier ainsi qu'à ces derniers. Plaçons nos deux sondes ou l'une d'elle seulement dans un grand vase de verre fermé hermétiquement par un bouchon percé de trous exactement obturés par les tubes des sondes et par deux autres tubes, l'un qui aboutit à un manomètre à mercure, l'autre à une petite pompe permettant d'aspirer ou de comprimer de l'air dans le vase.

Le lecteur devine comment nous allons graduer nos appareils. Il suffit de porter ce vase à la température du corps de notre cheval d'expérience, température que l'on peut mesurer, au besoin même, dans le cœur droit et dans le cœur gauche de notre sujet, avec un thermomètre. Cette précaution de chauffage est indispensable, car l'élasticité du caoutchouc varie avec la température, et l'air transmetteur enfermé dans les appareils, varie aussi de pression avec la température. Faisons changer les pressions dans l'intérieur du vase. Pour une pression déterminée, les plumes des tambours à levier occupent une position qui est toujours rigoureusement la même et que l'on repère exactement en les recueillant sur un cylindre revêtu de papier enfumé, auquel on fait effectuer un tour à chaque mesure. Pour chaque appareil constitué par une ampoule conjuguée à un tambour à levier, on obtient une série de lignes horizontales dout l'ensemble constitue une figure analogue à la ci-jointe (fig. 9). Tout d'abord traçons une ligne de zéro obtenue par la position du style du tambour lorsque la pression dans le ballon indiquée par le manomètre est 0. Au-dessous de cette ligne figurent les pressions négatives, 5 millimètres, 1 centimètre ou 10 millimètres, 15 millimètres, etc. Au-dessus se trouvent les pressions positives repérées de 5 en 5 millimètres jusqu'à 150 millimètres par exemple. Mais la résistance du caoutchouc qui se tend de plus en plus, augmente avec les pressions; il en résulte que plus les pressions sont élevées, plus les lignes sont rapprochées.

Supposons maintenant que nous ayons effectué cette opération sur le cylindre même revêtu du papier enfumé où votre graphique vient d'être recueilli. Chaque tracé est alors divisé par une série de lignes horizontales de plus en plus rapprochées vers le haut de la feuille, là où sont les fortes pressions, et les distances respectives de chacune de ces lignes varient naturellement avec les appareils qui les ont fournies. Nous n'avons alors qu'à lire la pression qui correspond à un point déterminé d'un graphique quelconque.

En opérant comme il vient d'être dit, Chauveau et Marey ont trouvé que la pression dans le ventricule gauche et dans l'aorte du cheval est généralement de 128 millimètres de mercure, de 25 seulement dans le ventricule droit et de 2 millim. 5 dans l'oreillette droite, Les pressions minima seront de 2 à 3 millimètres dans les ventricules. Il est à remarquer que, dans les ventricules eux-mêmes après l'ondulation de clôture, pendant le début de la pause, la pression est négative; elle est généralement de 1 millimètre dans le ventricule gauche environ, 2 millimètres dans le droit. Elle est constamment négative dans l'oreillette sauf pendant la systole auriculaire et un moment avant cette systole le minimum peut dépasser 5 millimètres à l'état normal. Ce chiffre est exceptionnel ; 3 millimètres est beaucoup plus fréquent. Cette pression négative est due pour les ventricules à l'élasticité pulmonaire qui occasionne toujours une dépression dans la cavité péricardique. Aussi cette influence se fait-elle sentir davantage dans le cœur droit dont les parois sont relativement minces que dans le cœur gauche à parois plus épaisses et plus résistantes. Pour l'oreillette, au vide pleuro-péricardique vient encore s'ajouter l'effet de l'aspiration due au recul balistique du cœur. Chauveau et Marey ont donné le nom de *vide post-systolique* à cette période de la révolution ventriculaire où la pression sanguine est négative. Elle a lieu, comme on sait, au début de la pause ; elle dure 1 à 3 dixièmes de seconde environ. Pendant le reste de la pause, sur les sujets normaux non anémiés, la pression se relève bien vite par suite de l'afflux du sang veineux (*flot de l'oreillette*, Chauveau-Marey).

Nous sommes maintenant complètement renseignés par la méthode graphique sur les diverses phases d'une révolution cardiaque. Il nous reste à élucider un point important avant d'en avoir terminé avec les grands traits de la mécanique cardiaque. A quel moment précis s'ouvrent et se ferment les différentes valvules ? Cette question nous amène à parler des *bruits du cœur*.

Ces bruits, au nombre de deux, que connaissait Harvey, sont généralement attribués, le premier, à la fermeture des valvules auriculo-ventriculaires, le second, à la fermeture des sigmoïdes. Nous retrouvons ici encore le synchronisme de fonctionnement des deux ventricules.

Le premier bruit du cœur, à l'état normal, est grave, sourd et prolongé. Le début de ce bruit est dû à la fermeture des valvules auriculo-ventriculaires. Les modifications qu'il subit dans les cas pathologiques altérant les valvules, (insuffisance de ces valvules, rétrécissements auriculo-ventriculaires) sont une preuve que la fermeture des valvules auriculo-ventriculaires joue un grand rôle dans sa genèse. Mais est-il uniquement dû à cette cause ? Le cœur vide de sang et extrait du corps ne devrait produire aucun bruit puisque les valvules sont incapables de se tendre, et même de se mouvoir dans ces conditions. Il est de fait que dans ce cas le deuxième bruit manque totalement, il n'en est pas de même du premier que l'on perçoit plus ou moins altéré pendant toute la durée de la systole ventriculaire. Ludwig et Dogiel, ayant étudié ce phénomène à l'aide d'un stéthoscope de Kœnig (stéthoscope à tube de caoutchouc) n'hésitent pas à faire un bruit rotatoire musculaire et l'attribuent à la contraction du muscle cardiaque lui-même. Nous reviendrons sur ce point tout à l'heure.

Quoiqu'il en soit, que ce premier bruit ait une double ou une simple origine, il peut nous renseigner sur le moment

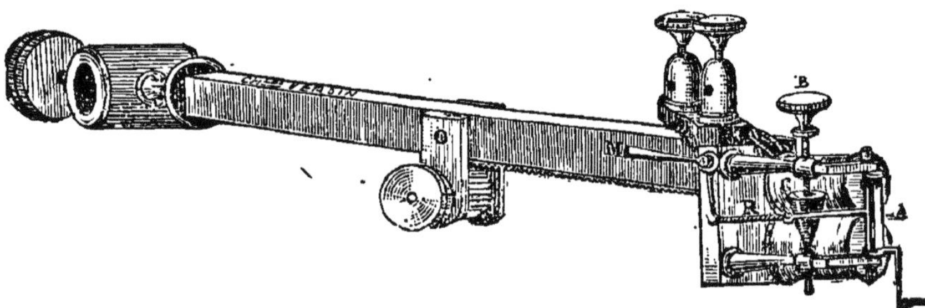

Fig. 10. — Signal électro-magnétique de M. Marcel Deprez

de la fermeture des valvules auriculo-ventriculaires, et, pour l'instant, nous ne désirons pas autre chose.

Le deuxième bruit du cœur, plus aigu et plus bref, est assurément dû au bruit de claquement des sigmoïdes.

Il est à remarquer que dans le cœur normal, ne présentant pas de bruit de galop, les deux bruits sont simples, et par conséquent les valvules de même nom, des deux cœurs droit et gauche se ferment en même temps; en tout cas, la différence de temps est inappréciable.

Pour inscrire le moment où l'on perçoit ces bruits, on ausculte le cœur d'un sujet dont on recueille la pulsation cardiaque extérieure ou des tracés cardiographiques, et à l'aide d'un interrupteur électrique et d'un signal de Deprez (style inscripteur actionné par un électro-aimant), (voir la figure 10), on marque les bruits au moment où on s'attend à les percevoir. Après quelqu'exercice, on arrive à l'exactitude pour ainsi dire parfaite. (Méthode Chauveau-Marey.)

Chauveau est parvenu récemment à inscrire les mouve-

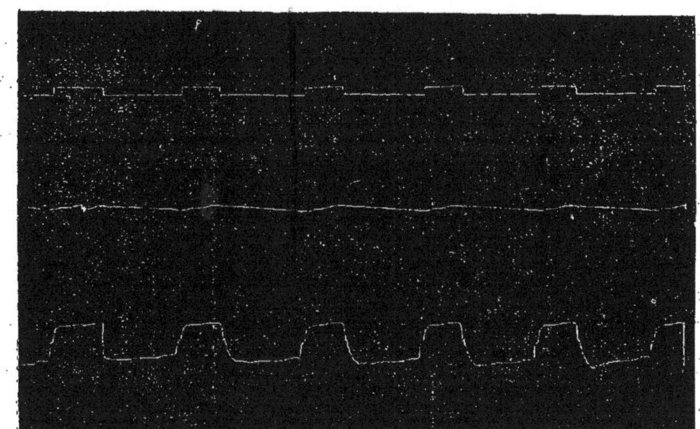

1. Mouvements des valvules sigmoïdes.

2. Pulsation aortique.

3. Pression intraventriculaire.

Fig. 11. — Expérience sur le cheval, ayant permis d'inscrire simultanément les moments d'ouverture et de fermeture des sigmoïdes de l'aorte, la pulsation aortique et la pression intraventriculaire (cœur gauche).

ments de fermeture et d'ouverture des valvules tricuspides et sigmoïdes de l'aorte par un procédé absolument irréprochable et à l'abri de toute critique. Il obtient ce résultat avec des sondes cardiaques munies d'un contact électrique. C'est un ressort extrêmement délicat et aussi long que pos-

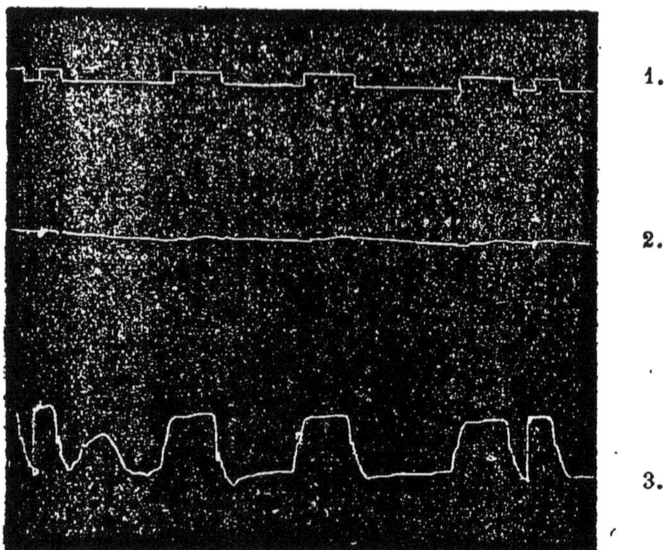

Fig. 11 *bis*. — Expérience sur le cheval, intéressante à cause d'une contraction stérile, pendant laquelle l'orifice aortique est resté fermé. L'appareil inscrivant les mouvements valvulaires n'a pas fonctionné.

1, Mouvements des valvules sigmoïdes. — 2, Pulsation aortique. — 3, Pression intraventriculaire.

sible, disposé le long de la portion de sonde qui relie les deux ampoules, c'est-à-dire sur la région de l'instrument qui se trouve forcément engagée entre les valvules. Lors de la fermeture des valvules, le ressort orienté de manière à être frappé par une valve est appliqué sur le tube de la sonde; un circuit électrique est fermé et un signal de Deprez marque sur le cylindre enfumé le moment de la fermeture. Les ouvertures du circuit électrique, c'est-à-dire, des valvules, sont aussi forcément indiquées par le même dispositif. Avec les nouveaux instruments de Chauveau on peut donc, sur un cheval debout, inscrire simultanément les pressions dans l'oreillette droite, dans les deux ventricules et dans l'aorte et en plus les moments d'ouverture et de fermeture de la valvule tricuspide et des sigmoïdes de l'aorte. L'expérience réalise le summum de la perfection.

Nous reproduisons ici (fig. 11 et 11 *bis*), une portion de tracé obtenu de la sorte. La ligne supérieure représente les ouvertures et les fermetures des sigmoïdes de l'aorte. La deuxième ligne est l'inscription de la pulsation aortique, la troisième le tracé du ventricule gauche. Cette expérience est d'un grand intérêt. Par des mouvements imprimés à la sonde, on a rendu irréguliers les battements ventriculaires. Il s'y trouve un battement stérile pendant lequel les valvules ne se sont pas ouvertes. Aussi n'y a-t-il pour ce battement aucun indice de la pulsation, ni d'ouverture et de fermeture des valvules.

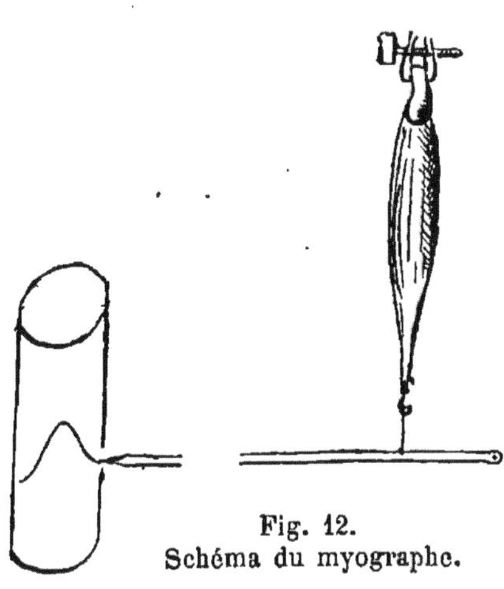

Fig. 12.
Schéma du myographe.

Il nous resterait encore bien des choses à dire sur le jeu du cœur, bien des expériences à décrire; mais j'ai fini d'exposer les faits les plus importants. Je ferai grâce au lecteur des calculs relatifs à l'évaluation du travail du cœur, de la manière dont on les obtient, et des résultats fantaisistes que l'on trouve dans tous les traités de physiologie sans que rien mette le lecteur en garde contre la manière plus que grossière dont on les a obtenus.

Pour terminer, je dirai quelques mots de la contraction du muscle cardiaque, du *myocarde*, comme on l'appelle.

Nous reproduisons ici (fig. 12) le tracé obtenu en faisant tirer directement le muscle sur le levier inscripteur muni d'un ressort antagoniste (*myographe*).

Tout muscle excité par une étincelle électrique se contracte et se relâche aussitôt. C'est une *secousse musculaire simple* (fig. 13). En soumettant le muscle à une série d'excitations de fréquence croissante, les secousses se rapprochent peu à peu et se fusionnent finalement. La contraction

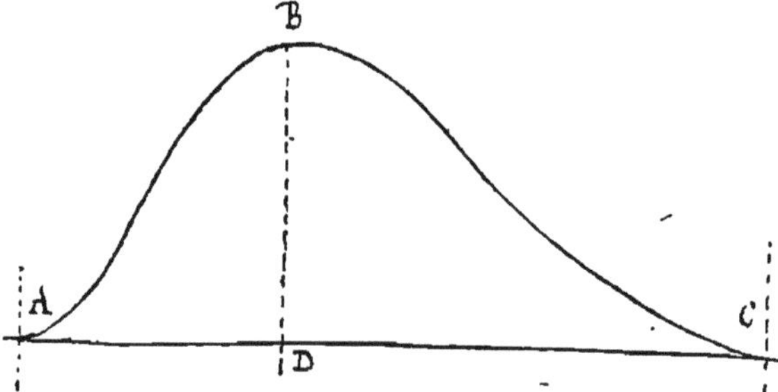

Fig. 13. — Secousse musculaire.

se maintient, et le *myographe* trace une ligne élevée qui retombe aussitôt quand l'excitation cesse.

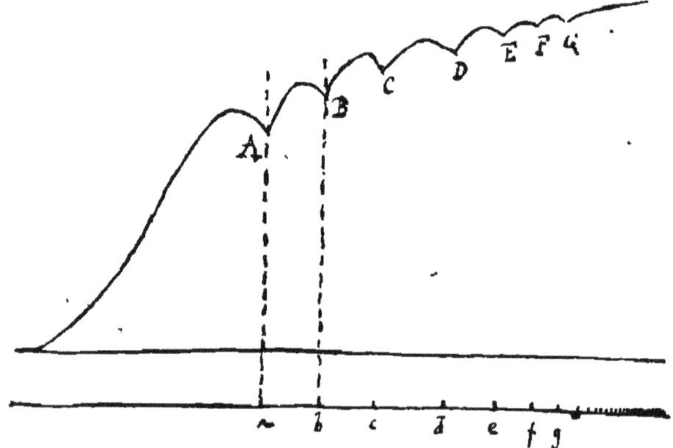

Fig. 14. — Fusion des *secousses musculaires* produisant le *Tétanos.* Les excitations de plus en plus rapprochées sont indiquées sur la ligne inférieure.

Excitons d'emblée par un courant induit à interruptions très fréquentes. D'emblée, la fusion totale des secousses se produit et le myographe trace un plateau (voir fig. 14). On appelle cette contraction soutenue, résultat de la fusion totale de plusieurs secousses un *tétanos*. Le muscle en tétanos produit un son faible, le *bruit rotatoire*, semblable à un roulement de voiture. On l'entend en appliquant l'oreille sur un muscle, le biceps, par exemple, que l'on contracte fortement.

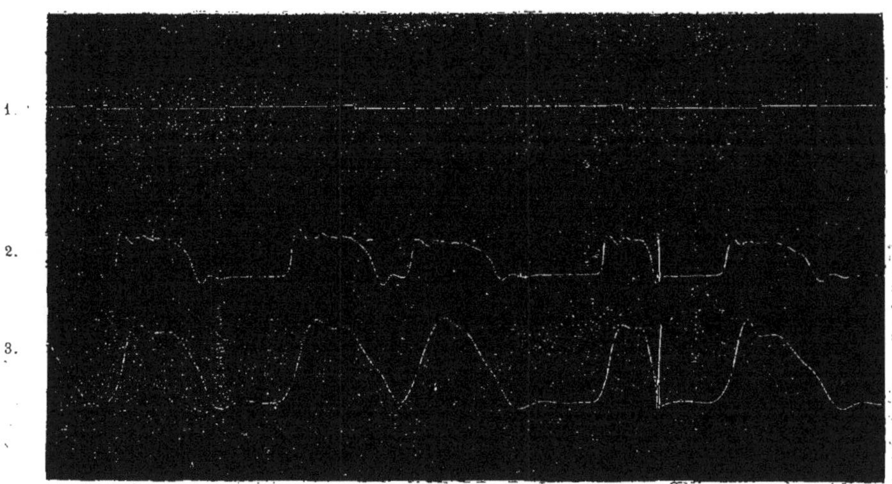

Fig.— 15 Expérience sur le chien, montrant que la contraction du myocarde est un tétanos et non une secousse musculaire.
1, Temps 1/2 seconde. — 2, Pression dans le ventricule droit. — 3, Contraction du myocarde inscrite avec une pince spéciale.

La contraction du myocarde est-elle un tétanos? Nous sommes tentés de répondre oui. Mais la question n'est pas résolue. Je n'entrerai pas dans l'exposé des nombreuses expériences et polémiques auxquelles cette question a donné naissance. Je me bornerai à donner quelques raisons qui me font pencher du côté du tétanos, d'accord avec M. Frédéricq, professeur à Liège, qui, le premier, a soutenu cette opinion.

La contraction des ventricules se soutient en plateau pendant un certain temps; les accidents nombreux que l'on remarque sur le plateau et sur la ligne d'ascension semblent être des efforts successifs du muscle cardiaque, peut-être des secousses incomplètement fusionnées.

Le muscle cardiaque isolé continue à se contracter. Le cœur d'un chien enlevé du corps de l'animal bat encore quelques minutes en produisant un son que je crois être un bruit rotatoire. Donc tétanos.

Enfin, je reproduis ici (fig. 15) des tracés du gonflement du myocarde que j'ai obtenus sur le chien, en inscrivant sur le cœur les variations d'épaisseur de la paroi ventriculaire, saisie par une pince spéciale dont une des branches était introduite par un trou percé dans l'épaisseur du ventricule. L'autre branche était en somme un tambour à levier muni d'un ressort intérieur, appuyant fortement une plaque munie de pointes, sur la paroi externe du cœur même. Tout gonflement du muscle repoussait la plaque soutenue par le ressort antagoniste et chassait l'air de la caisse du tambour. Les mouvements s'inscrivaient avec un tambour à levier conjugué à cet appareil. Aucun des graphiques obtenus ne représente le tracé typique de la secousse, ascension brusque, descente immédiate et plus lente, comme on le voit. Mais, je le répète encore, la question n'est pas encore résolue pour la majorité des physiologistes.

Je termine donc en faisant remarquer au lecteur, que si c'est à un Anglais, Harvey, que l'on doit la découverte du vrai mécanisme du cœur et de ses fonctions, c'est à deux Français que la science est redevable de l'étude approfondie, irréprochable, que je viens d'exposer et des expériences admirables qui ne laissent aucun doute sur la valeur des conclusions de leurs auteurs.

Le Gérant : HENRI GAUTIER.

IMP. NOIZETTE ET Cie, 8, RUE CAMPAGNE-1re PARIS.

Pour paraître dans Quinze jours.

N° 64

La Race bovine

PAR

M. BROCCHI

INGÉNIEUR AGRONOME

Dans ce volume, M. Brocchi envisage les bovidés domestiques comme des machines agricoles capables de remplir diverses fonctions économiques. L'examen de ces diverses fonctions fait, avec la description des principales races bovines françaises, l'objet de son petit volume, très clair et très attrayant.

ABONNEMENT

On s'abonne aux VINGT-SIX volumes d'une année

de la Bibliothèque Scientifique des Écoles et des Familles.

LES ABONNÉS RECEVRONT RÉGULIÈREMENT UN VOLUME TOUS LES QUINZE JOURS LE SAMEDI

PRIX DE L'ABONNEMENT D'UN AN

FRANCE — BELGIQUE ET ALGÉRIE	ÉTRANGER ET COLONIES SAUF LA BELGIQUE ET L'ALGÉRIE
QUATRE FRANCS 50 centimes	CINQ FRANCS 50 centimes

On s'abonne pour un an en envoyant le montant de l'abonnement, en mandat-poste, timbres français ou valeur sur Paris, à M. HENRI GAUTIER, éditeur, 55, Quai des Grands-Augustins, à Paris.

IMP. NOIZETTE ET Cie, 8, RUE CAMPAGNE-1re, PARIS.

www.ingramcontent.com/pod-product-compliance
Ingram Content Group UK Ltd.
Pitfield, Milton Keynes, MK11 3LW, UK
UKHW021118230726
13926UKWH00002B/543